Aufforderung

an

alle Aerzte Teutschlands

und

des Auslandes

zu einer Verbindung

für die

Beibehaltung

der

officinellen Namen der Heilmittel.

Von

Hufeland,

Königl. Preuſs. Staatsrath, Leibarzt etc.

Berlin,

in Commission der Realschul-Buchhandlung.

1815.

Vor Zeiten waren wir so glücklich, eine feststehende und allgemein verständliche Sprache zu haben. Ein Rezept, was man in Berlin schrieb, konnte in Europa, Asien, Afrika, genug in jedem Theile der Welt, wo man Apotheken hatte, bereitet werden. Jetzt ist es so weit gekommen, daſs, sobald man über die Grenzen reiset, man sein Rezept nicht mehr brauchen kann, weil es der Apotheker nach seiner Landespharmakopoe entweder gar nicht, oder, was noch schlimmer ist, falsch versteht; daſs jedes Medikament wenigstens zehnerlei Namen in Europa führt; daſs man in Paris, in diesem von Fremden am meisten besuchten Ort, gar kein mitgebrachtes Rezept mehr bereiten lassen kann, weil sie lateinisch geschrieben sind, und man dort nur französisch versteht; und daſs auf diese Weise unsere heilbringende Kunst den groſsen Vorzug verloren hat, sich überall verständlich zu machen und dadurch überall hülfreich werden zu können.

Das Uebel ist sehr groſs und drohet alle Tage gröſser zu werden. Es ist die höchste Zeit, ihm Einhalt zu thun. Das Mittel ist leicht und in unſern Händen, und ich habe es daher für Pflicht gehalten, die Sache hier öffentlich zur Sprache zu bringen, und meine Mitbrüder um ihre Aufmerksamkeit und Mitwirkung zu bitten.

Lasset uns zuerst die Ursachen ufsuchen, und die nachtheiligen Folgen genauer betrachten.

Jahrhunderte waren verflossen, und die Heilmittel behielten in den Offizinen ihre einmal herkömmlichen unveränderlichen und daher offizinell genannten Namen. Die neu hinzukommenden wurden genau nach den Namen, den ihnen ihre Erfinder gegeben hatten, mit Beifügung des letztern selbst, bezeichnet. Kein neues System, keine neue Ansicht hatte Einfluſs darauf. Selbst der groſse Linné, bei der Einführung seines Systems, respektirte sie, und unterschied sehr wohl den systematischen von dem offizinellen Namen, den er für den technischen Gebrauch sorgfältig beibehielt. Seine Worte sind: „*Pharmacopoeorum nomina, saepius licet absurda, sancte servavi, utpote complurium saeculorum auctoritate, ratione legibusque exemta.*" (*Mat. med. Praefatio.*)

Eben so sein groſser Nachfolger, der unsterbliche *Murray*, der, so sehr er Verehrer von Linné und dessen System war, dennoch nie dessen Benennungen den offizinellen unterschob, sondern in seinem ewig klassisch bleibenden Werke über die Materia medica, und noch mehr in seinen Vorlesungen sorgfältig dagegen warnte, wohl vorhersehend die Nachtheile und Verirrungen, die solches nach sich ziehen würde. — Da erfolgte die Lavoisiersche Revolution in der Chemie, welche die ganze Ansicht und Nomenclatur dieser Wissenschaft änderte. Zugleich trat der merkwürdige Zeitpunkt ein, der nicht blos im Politischen, sondern auch im Wissenschaftlichen nur nach Neuerung und Umgestaltung der alten Formen hinstrebte. Jeder Autor glaubte sich berufen zu reformiren, und neue Worte und Namen überschwemmten unsere Wissenschaft in allen Theilen, sey es auch nur in den abentheuerlichsten Uebersetzungen der alten. Würdige Männer glaubten in der That, bei dieser Gelegenheit der Kunst einen Dienst zu thun, indem sie auch an die Stelle der bisher üblichen wissenschaftlich geschaffene officinelle Namen setzten. Es entstanden Pharmacopoeen mit neuer Nomenclatur, die die Regierungen in ihren Staaten einführten. Aber nun wollte keine zurückbleiben, und sich von der andern Gesetze vorschreiben lassen, und es entstanden alle Jahre neue auch örtlich autorisirte Pharmakopoeen mit neuen Namen, so daſs nun Preuſsen, Ruſsland, Frankreich, England, Oesterreich, Hessen etc. jedes seine eigene Nomenklatur hat, die oft sehr wesentlich von der andern abweicht, und nun also die meisten Heilmittel jetzt einen Französischen, Preuſsischen, Oesterreichischen, Russischen, und wer weiſs, wie viel noch andere officinelle Namen haben. Aus den ehemaligen allgemeinen sind Provinzialnamen geworden. Dazu kam, daſs, da man den Aerzten doch nicht verbieten konnte, sich auch der alten Namen zu bedienen, diese immer mit unterliefen, um die Verwirrung desto größer zu machen. Man kann von sehr vielen Mitteln wenigstens zehn Benennungen jetzt aufzählen, und es thäte Noth, daſs jeder Apotheker zehn Pharmakopoeen zum beständigen Nachschlagen bei der Hand hätte, und jeder Arzt seinem über die Grenze reisenden Kranken jedes Rezept in zehn offizinellen Sprachen mitgäbe, wobei doch noch immer sehr leicht Verwechselungen und gefährliche Miſsgriffe erfolgen würden. Und auch das würde nichts helfen. Denn wer steht dafür, daſs nicht eine Menge noch fehlender Staaten wieder andere Nomenklaturen annehmen, oder die ältern bei neuen Auflagen verändern und verbessern, was ja bei wissenschaftlichen Dingen gar nicht fehlen kann, ja zu loben ist.

Nur einige Beispiele, wie weit es schon jezt mit dieser Sprachenverwirrung gediehen ist:

Cremor Tartari heiſst in der Oesterr. Pharmak.: *Tartris lixivae acidulus depuratus,* — in der Russischen militairischen: *Supratartras Potassae,* — in der Preuſsischen: *Tartarus depuratus.* — in der Französ.: *Tartris acidula Potassae.*

Spiritus Mindereri. Oesterr.: *Acetas Ammonii solutus.* Russ.: *Acetas Ammonii liquid.* Preuſs.: *Liquor Ammonii acetici.* Lond: *Aqua Ammoniae acetatae.* Edimb.: *Aqua Acetitis ammoniae.*

Nitrum. Oesterr.: *Nitras lixivae.* Russ.: *Nitras Potassae.* Preuſs.: *Kali nitricum.* Lond.: *Kali nitratum.*

Mercurius sublimat. corrosiv. Oesterr.: *Murias Hydrargyri corrosivus.* Russ.: *Murias Hydrargyri oxydatus.* Preuſs.: *Hydrargyrum muriat. corrosiv.* Edimb.: *Murias Hydrargyri.* Franz.: *Murias Hydrargyri superoxygenatus.*

Calomel Oesterr.: *Murias Hydrargyri mitis.* Russ.: *Murias Hydrargyri oxydulatus praeparatus* Preufs.; *Hydrargyrum muriat. mite.* Edimb.: *Sub Murias Hydrargyri.* Franz.: *Murias Hydargyri dulcis.*

Hepar Sulphuris alcalin. Oesterr.: *Sulphuretum lixivae.* Russ.: *Hydrosulphuratum Potassae.* Preufs.: *Kali sulphuratum.*

Sal mirab. Glauberi. Oesterr.: *Sulfas Sodae crystallisatus.* Russ.: *Sulphas Sodae.* Preufs.: *Natrum sulphuricum.*

Tartarus vitriolatus. Oesterr: *Sulfas lixivae.* Russ.: *Sulphas potassae.* Preufs.: *Kali sulphuricum.*

Alcali vegetabile. Oesterr.: *Carbonas lixivae alcalinus.* Russ: *Subcarbonas Potassae.* Preufs.; *Kali carbonicum.*

Alcali minerale. Oesterr.: *Carbonas Sodae alcalinus.* Russ.: *Subcarbonas Sodae.* Preufs.: *Natrum carbon.* Edimb.: *Carbonas Sodae.* Lond.: *Natron praeparatum.*

Tartarus emeticus. Oesterr.: *Tartras lixivae stibiatus.* Russ.: *Tartras Stibii et Potassae.* Preufs.: *Tartarus stibiatus.* Lond.: *Antimonium tartarisatum.* Edimb.: *Tartris Antimonii.*

Cuprum ammoniacale. Oesterr.: *Sulfas Cupri ammoniacalis.* Russ.: *Sub-Sulphas Cupri et Ammoniae.* Preufs.: *Cuprum ammoniatum.* Edimb.: *Ammoniaretum Cupri.*

Liquor anodynus Hoffmanni. Oesterr.: *Spiritus Aetheris sulphurici.* Russ.: *Aether sulphuricus alcoholisatus.* Preufs.: *Spirirus Sulphurico-aethereus.* Lond.: *Spiritus Aetheris vitriolici.* Edimb.: *Aether sulphuricus cum Alcohole.* Franz.: *Alcohol sulphuricum destillatum.*

Sulphur Antimonii aurat. Oesterr.: *Oxydulum Stibii hydrosulphuratum aurantiacum.* Russ.: *Oxydum Stibii hydrosulphuratum praecipitatum.* Preufs.: *Sulphur stibiatum aurantiacum.*

Die zweite Quelle des Unheils ist die unglückliche, doch so viel ich weiſs, bis jetzt erst in Frankreich eingeführte, Gewohnheit, die Rezepte in der Landessprache zu schreiben. Kenne ich etwas, was die Kunst herabwürdigen, unsicher machen, und in die Hände der Pfuscher spielen kann, so ist es fürwahr diese Sitte. Und auch abgesehen von dieser herabwürdigenden Seite, die unsre Vorschriften mit denen der Küchen- und Toilettenrezepte in gleiche Klasse setzt, entspringt hierdurch der doppelte Nachtheil, daſs die Vorschrift die Bestimmtheit des Ausdrucks und die allgemeine Verständlichkeit, und die Kunst die unschätzbare Wohlthat der allgemeinen Sprache verliert.

Ich verkenne keinesweges die guten Absichten jener würdigen Männer, die die neuen Namen einführten. Sie wollten mehr Wissenschaftlichkeit gleich mit dem Namen verweben, demselben gleich einen richtigen Begriff von der Sache einverleiben, und so manches widersinnige Wort ausmerzen. — Aber man erlaube mir die Frage: wird die Wissenschaftlichkeit durch Namen erlangt? Muſs sie nicht schon, so wie die Kenntniſs von der Zusammensetzung der Mittel, bei jedem vorausgesetzt werden, der Heilmittel verschreibt und dispensirt? Und ist die Wissenschaft selbst sicher, immer dieselbe zu bleiben? — Und auf eine solche Basis, die ihrer Natur nach veränderlich ist, wollen wir feststehende Worte gründen? — Daſs die alten Worte zum Theil ungereimt sind, kann der Ehre der Kunst keinen Nachtheil bringen, da sie sie als ganz gleichgültige Zeichen betrachtet. Wie viel solche Worte hat nicht jede Kunstsprache, die nautische, architektonische, bergmännische, ohne daſs jemand den geringsten Anstoſs daran nimmt? — Und sind denn die neuen Namen: *Tartras*, *Subtartras*, *Sulfas* etc., weniger barbarisch? —

Man hätte also, der Wissenschaft zu Ehren, die wissenschaftlichen Namen aufnehmen, aber die officinellen beibehalten und als die usuellen sanktioniren sollen.

Dagegen aber erlaube man mir nun die groſsen und durch nichts aufzuwiegenden Nachtheile auseinander zu setzen, die aus der Vertauschung der alten feststehenden mit neuen veränderlichen Benennungen entstehen.

Der hauptsächlichste Nachtheil ist der: die Kunst verliert den unschätzbaren Vortheil, sich allgemein und zu allen Zeiten verständlich zu machen, und zwar gerade in ihrem wichtigsten Theile, in ihren Hülfsleistungen. Die Heilkunst ist ein Gemeingut der Menschheit. Sie gehört nicht einer Zeit, nicht einem Volk, sondern allen Zeiten und allen Völkern an. Und so muſs auch ihre Sprache, in so fern sie bestimmte Bezeichnungen für ihre wesentlichen Begriffe und Hülfsleistungen betrifft, nicht nur einer Zeit oder einem Volke, sondern allen Zeiten und allen Völkern angehören, das heiſst, allgemein verständlich seyn. Dieſs war und ist noch der Zweck und Begriff eines *offizinellen Namens*. Er soll uns in den Stand setzen, einem Kranken ein Heilmittel bis an das Ende der Erde verordnen zu können, so daſs wir gewiſs sind, daſs er in allen Offizinen genau dasselbe Mittel erhält.

Verlassen wir sie, erlauben wir uns willkührliche Zeichen, so muſs eine gänzliche Sprachenverwirrung die endliche unausbleibliche Folge seyn. Nicht blos die Kranken verlieren den Vortheil der Bereitung ihrer Vorschriften, sondern auch die Aerzte selbst den Vortheil, ausländische Schriften verstehen zu können, weil man unmöglich alle Pharmakopoeen bei der Hand haben kann.

Dasselbe gilt von der Zeit. Ich möchte wohl wissen, was aus unsre Kunst geworden wäre, wenn unsere Vorfahren so gedacht hätten. Wer würde ihre Schriften wohl benutzen können, wenn sie alle zehn Jahre die Namen verändert hätten? Und verdienen denn unsere Nachkommen nicht, daſs wir auch an sie denken?

Was heiſst das, die Namen der Dinge an die Wissenschaft, an das System knüpfen? Es heiſst, sie an die Zeit, an das Veränderliche knüpfen. Denn niemand wird zu behaupten wagen, daſs die Chemie nun geschlossen sey, und daſs wir nicht in zehn Jahren ein neues System derselben erwarten können, was abermals eine neue wissenschaftliche Nomenklatur nöthig macht. Es bedarf nur eines neuen Lavoisier (der vielleicht nicht weit ist); es bedarf nur der Entdeckung, daſs das Kali kein einfacher Stoff ist, und alle daraus gebildeten Namen müssen verändert werden.

Nicht zu vergessen ist der groſse Nachtheil, der hieraus entsteht, daſs theils durch die Aehnlichkeit so vieler neuen Benennungen, theils durch die Menge der Synonymen, Verwechselungen sehr leicht möglich werden, die die gefährlichsten Folgen haben können. Wie leicht zu verwechseln sind in einem nicht ganz deutlich geschriebenen Rezept oder von einem schnell arbeitenden Apotheker die Namen *Kali sulphuricum* und *Kali sulphuratum*? Bei den Namen *Tartarus vitriolatus* und *Hepar Sulphuris* ist dies unmöglich. So ungereimt der letzte Name ist, als offizineller Name, d. h. als einer, der die Substanz von ähnlichen recht auffallend unterscheiden soll, giebt ihm gerade das sonderbare, das grell abstechende, den Werth. Das beste Beispiel geben uns die Namen *Hydrargyr. muriat. corr.* und *mite* an die Hand. Nach dem System gehören sie allerdings neben einander, aber für den Gebrauch himmelweit auseinander, um auch jede nur mögliche Verwechselung zu verhüten. Und wie leicht ist sie, wenn der Unterschied nur in dem letzten dritten Wort liegt, die zwei ersten aber sich völlig gleichen? Sind dazu die beiden ältern Benennungen *Mercur. sublimat* und *Calomel* nicht weit geschickter? Nach meiner Meinung muſs ein guter offizineller Name den karakteristischen Unterschied nicht in den Endsilben, die so leicht nachlässig geschrieben werden, sondern in den Anfangssilben tragen.

Nicht weniger wichtig ist eine andere geheime unbemerkte Verfälschung, die dadurch hervorgebracht wird. Der Arzt verschreibt *Balsam. Vit. Hofm.*, *Elixir viscer. Hofm.*, *Flor. Zinci* (nach Gaubius Vorschrift durch Feuer bereitet). Der Apotheker aber, der entweder zu bequem ist, um das Mittel neu zu bereiten, oder es auch wirklich nach seiner chemischen Ansicht für einerlei hält, substituirt dagegen die in der Pharmakopoe statt dessen gesetzten Mittel. Der Arzt bekommt also statt *Elix. visc. Hofm.* das *Elixir Aurant. comp.*, statt *Bals. Vit. Hofm.* die *Mixt. oleosa balsamica*, statt *Flor. Zinc. per ignem parat.* das auf nassem Wege bereitete *Zincum oxydatum.* Ist das einerlei? Dem Chemiker wohl, aber dem Arzt nicht. Der Organismus fühlt feiner als die chemischen Reagentien, und ein dem Chemiker unbedeutend ja widersinnig erscheinender Zusatz oder Bereitungsart kann dem Arzt bei der Wirkung im Organismus von höchster Wichtigkeit seyn. Zusammensetzungen, welche Männer wie *Hofmann, Wirytt* und ähnliche machten, muſs man betrachten als Jahre lange in allen ihren Theilen durch das Reagens des Organismus geprüfte und durch ihn sanktionirte Formen, und sie sollten heilig gehalten, und nicht das geringste in ihnen verändert werden. Ja selbst die Chemie, ist sie denn schon vollendet, und kann sie sich anmaſsen, zu entscheiden, ob und was ein Mittel wirken könne? Wir haben vielmehr Beispiele genug, welche beweisen, daſs ihr die Medizin vorgelaufen, und durch das Reagens des lebenden Organismus Kräfte und Stoffe der Naturkörper entdeckt habe, die die Chemie noch nicht kannte, ja hartnäckig abläugnete. Wie lange ist es, daſs die Kohle von den Chemikern als etwas völlig unwirksames erklärt, und der Gebrauch als Heilmittel als ganz unnütz aus der Materia medica verbannt wurde? Die Aerzte hatten aber längst Heilkräfte darin erkannt, und nun giebt die Chemie selbst, durch ein neues System belehrt, dieselben zu. War es nicht der nehmliche Fall mit den Metalikalchen, die damals die Chemie als etwas negatives, als ein Caput mortuum betrachtete, jetzt aber selbst als etwas positives, noch durch einen wichtigen Zusatz in seiner Wirkung erhöhtes, anerkennt.

Und endlich verdient das dankbare Andenken an die großsen Männer, denen wir so manches wirksame Heilmittel verdanken. und die Erhaltung ihres Namens doch wohl einige Rücksicht. Es ist ein so schöner Ausdruck der dankbaren Pietät, sich immer des Wohlthäters bei dem Genuſs der Wohlthat zu erinnern. Man wünscht es oft, solchen Männern Monumente setzen zu können; hier haben wir die leichteste Art — und dennoch dauerhafter als Erz und Marmor — in den Herzen der durch ihre Mittel geretteten Kranken, der durch sie glücklich heilenden Aerzte. Warum wollen wir uns den Vorzug leichtsinnig rauben lassen, die Namen unsrer Heroen zu verewigen, dessen sich der Anatom bei der Entdeckung neuer Theile des Organismus, der Botaniker bei Entdeckung neuer Pflanzen erfreut? Hier blüht der Name in jeder neuen Blume der ihn tragenden Pflanze wieder auf; bei uns blühe er fort in jedem neugeschaffenen Leben, was dadurch bewirkt wird.

Ich komme nun zu dem Mittel, dem einzig möglichen, um uns von dieser Verwirrung zu befreien, und noch gröſsere zu verhüten.

Es bedarf weiter nichts, als daſs sich *alle praktische Aerzte vereinigen*, *und die Hand darauf geben*, *in ihren Verordnungen keine andern*, *als die alten offizinellen Namen*, *und keine andere Sprache*, *als die lateinische*, zu gebrauchen.

Der Begriff eines offizinellen Namens ist zweifach, einmal, *die Unveränderlichkeit*, zweitens, *die allgemeine Verständlichkeit*. Noch kann man dazu rechnen: *die möglichst auffallende Unterscheidung solcher Mittel*, *welche leicht und mit Gefahr zu verwechseln sind*, *durch recht abstechende Namen*.

Beides können wir nur erhalten, wenn wir zu den alten ehedem üblichen Namen zurückkehren. Nur das alte Wort steht fest, ist zum bloſsen Zeichen erstarrt, und durch den Gebrauch von Jahrhunderten allgemein verbreitet, allgemein verständlich. Neue Worte können nie diesen Vortheil haben, denn sie sind dem Wechsel unterworfen, und wie will man ihnen die allgemeine Sanction und Annahme verschaffen, die das Alte durch das Alter schon erhalten hat? Auch finden sich eben im Alten jene grell abstechenden Namen, da hingegen das neue System, wie eben gezeigt, sie vermischt und verähnlicht.

Aber nicht blos die Composita und Praeparata, sondern auch die Simplicia muſs dieser Grundsatz umfassen. Denn wer steht uns dafür, daſs nicht über lang oder kurz ein neues System in der Naturgeschichte entsteht, was eine eben solche Revolution bewirkt, wie das Linneische? Und dann haben wir neue Verwirrung. In Frankreich ist es schon der Fall, wo man sich häufig der Juissieuischen und Tournefortschen Namen statt der Linneischen bedient. *)

Ich habe diesen Grundsatz während meiner ganzen praktischen Laufbahn befolgt, und bin den alten Namen treu geblieben. Auch als Lehrer der Materia medica und Therapie und bei den klinischen Uebungen habe ich es für meine Pflicht gehalten, die jungen Aerzte an die alten offizinellen Namen zu gewöhnen. — Ich lade Sie nun ein, Werthe Kollegen, denen die Aufrechterhaltung der allgemeinen Kunstsprache am Herzen liegt, den Anfang zu machen und diesen Verein zu schlieſsen. Ich bin überzeugt, die Sache, die so laut für sich spricht, wird bald allgemeinen Beifall und Nachahmung finden, und wir werden uns wieder unsers alten Vor-

*) Dasselbe gilt nicht blos von Rezepten, sondern auch von Büchern. Auch da ergeht meine dringende Bitte, sich immer der urlichen technischen Namen zu bedienen, und am allerwenigsten der in der Landessprache, was eine sehr übel angebrachte Teutschheit ist, und gerade in Teutschland in jeder Provinz wechselt. Schreibe ich *Taraxacum*, so versteht mich die ganze Welt in und auſser Teutschland. Schreibe ich es aber teutsch, so heiſst es in der einen Provinz Löwenzahn, in der andern Ringelblume, in der dritten Todtenblume, in der vierten Butterblume (welche Namen überdieſs in andern wieder andere Pflanzen führen), in noch andern Kettenblume u. s. w. — Welche Verwirrung, welche Unverständlichkeit, welche Fehlgriffe entstehen hieraus! — Eben so ist es mit Krankheiten. Das Wort Konvulsionen versteht jedermann, aber teutsch: Gichter (welches schon oft mit Gicht verwechselt worden), Schierken, Gefraisch u. s. w. Wer kann alle Provinzialnamen kennen?

rechts erfreuen, uns überall, der Mitwelt und auch der Nachwelt, verständlich machen zu können.

Die alten offizinellen Namen finden sich in jeder Materia medica und Pharmacopoe, Selbst die neuesten führen sie mit auf.

Die medizinisch-chirurgische Gesellschaft zu Berlin, der dieser Vorschlag zuerst im November vorgelegt wurde, war damit vollkommen einverstanden.

www.ingramcontent.com/pod-product-compliance
Lightning Source LLC
La Vergne TN
LVHW092104300926
849161LV00002B/30

* 9 7 8 3 1 1 2 6 6 3 7 9 0 *